AF314201

NOUVEAU PROCÉDÉ RAPIDE

POUR

L'ANALYSE CHIMIQUE

DE L'EAU

PAR MM.

Docteur PIGNET
MÉDECIN-MAJOR
de 2ᵉ classe

E. HUE
PHARMACIEN DE 1ʳᵉ CLASSE
Ex-Préparateur à l'Ecole de Pharmacie
de Nantes

———

Prix : 1 fr. 50

———

PARIS

A. MALOINE, ÉDITEUR

23-25, *rue de l'Ecole de Médecine*

1902

NOUVEAU PROCÉDÉ RAPIDE

POUR

L'ANALYSE CHIMIQUE

DE L'EAU

PAR MM.

Docteur PIGNET
Médecin-Major
de 2ᵉ classe

E. HUE
Pharmacien de 1ʳᵉ classe
Ex-Préparateur à l'Ecole de Pharmacie
de Nantes

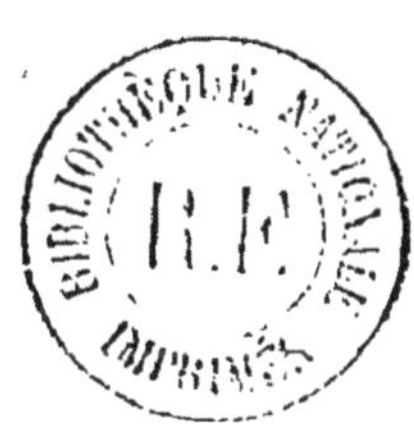

Prix : 1 fr. 50

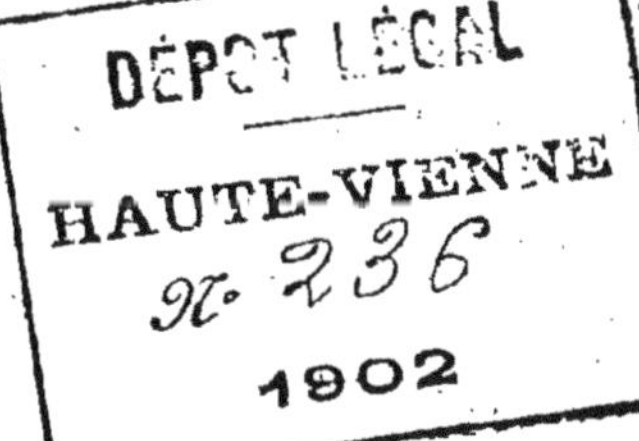

PARIS
A. MALOINE, ÉDITEUR
23-25, rue de l'Ecole de Médecine

1902

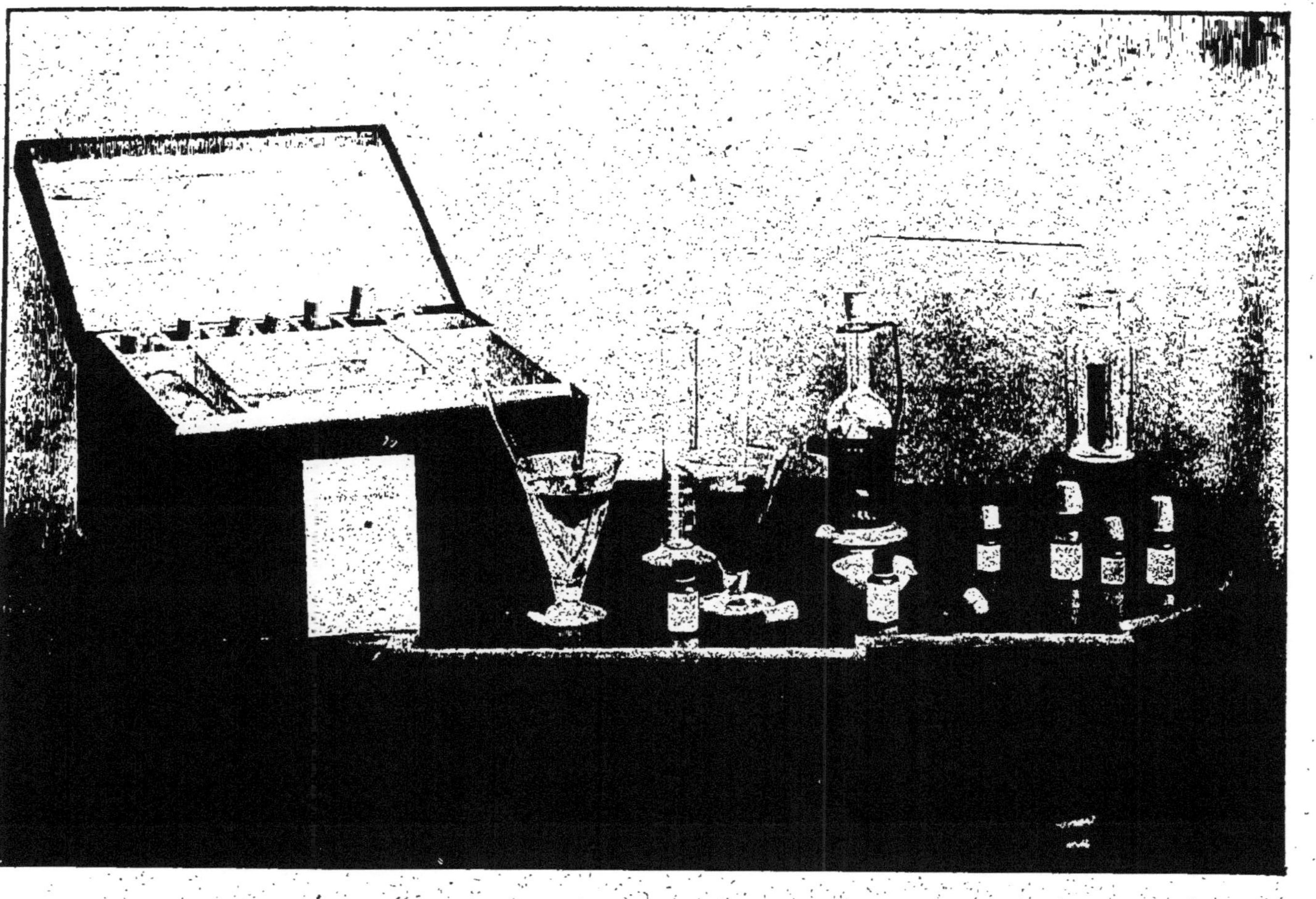

Matériel et réactifs nécessaires pour l'analyse de l'eau.

Le succès obtenu dans le monde médical et pharmaceutique par notre nouveau procédé rapide pour l'analyse chimique de l'eau et les encouragements qui nous ont été donnés par plusieurs chimistes et hygiénistes distingués, nous ont amené à en publier une deuxième édition. Le texte de cette seconde édition est resté à peu près le même, car nous avons tenu à conserver à notre travail sa forme nette et concise qui en fait plutôt un guide de manipulation qu'un traité d'analyse proprement dit.

A ceux qui désireraient connaître le pourquoi et le comment de nos opérations, nous conseillons de se reporter aux traités élémentaires d'analyse chimique des eaux, où ils trouveront l'explication des réactions et leur mode de formation. Nous le répétons encore une fois, nous n'avons créé aucune réaction nouvelle, nous avons seulement modifié leur mode de formation par l'emploi de comprimés. On nous a reproché à ce propos de ne pas donner la formule de ces comprimés, mais cette formule se déduit du mot même par lequel nous les désignons et des réactions qu'ils produisent. Ainsi, en ce qui concerne les comprimés de nitrate d'argent, nous donnons la quantité de chlore à laquelle ils correspondent, un simple calcul suffira donc pour déterminer la quantité de principe actif qu'ils renferment.

Les soins apportés à la fabrication de nos divers comprimés font qu'à l'heure actuelle nous pouvons affirmer qu'une analyse faite par notre procédé, sans avoir la précision rigoureuse des longues analyses exécutées dans un laboratoire par un chimiste exercé « possède une exactitude suffisante pour tous les besoins de l'hygiène » (1).

Nous espérons que la simplicité de ce procédé en permettra la vulgarisation et qu'il contribuera ainsi à combattre ces épidémies d'origine hydrique (typhoïde, choléra, dysenterie, etc.) si fréquentes encore actuellement et qui font toujours de nombreuses victimes.

(1) Société médicale des hôpitaux de Lyon.

NOUVEAU PROCÉDÉ RAPIDE

L'Analyse chimique de l'Eau

L'importance du rôle de l'eau de boisson dans la production et la diffusion des maladies contagieuses est, de nos jours, un fait indéniable. De tous côtés on se préoccupe de cette grave question d'hygiène, lorsqu'il s'agit de doter d'eau une ville, une caserne ou tout autre établissement public ou privé. Mais il existe bien des cas où on n'a ni le temps ni les moyens de prendre toutes les précautions voulues avant de livrer à la consommation une eau de boisson. C'est par exemple une troupe en marche ou en manœuvres, qui, arrivée à son cantonnement, prend au hasard la première eau qu'elle rencontre. Presque toujours dans les campagnes, souvent à la ville, on emploie des eaux de source ou de puits, sans qu'on se soit jamais préoccupé de leur potabilité. La limpidité et un goût supportable sont les seules qualités qu'on exige. Ce n'est que lorsqu'une épidémie a éclaté et a fait des ravages qu'on songe à une contamination possible de l'eau et qu'on se décide à la faire analyser. Nous avons été souvent à même de constater des faits de ce genre.

Comme médecin militaire, nous avons dû laisser les troupes consommer, dans les cantonnements, des eaux de puits ou de sources quelconques, n'ayant à notre disposition aucun moyen d'investigation rapide pour en reconnaître la qualité. Comme pharmacien, nous avons pu constater que le plus généralement une analyse ne nous était demandée qu'à la suite d'une épidémie locale ou d'un cas de maladie contagieuse. Ainsi, ou bien l'analyse de l'eau n'est pas faite, ou bien elle est faite lorsqu'il est déjà trop tard.

Ces recherches ne sont pas faites plus tôt et en temps utile parce qu'elles sont longues et difficiles, qu'il faut, pour les entreprendre, avoir à sa disposition des laboratoires spéciaux et posséder une grande habitude des manipulations bactériologiques ou chimiques.

Nous cherchions depuis longtemps un moyen de remédier à cet état de choses, en donnant au médecin militaire ou civil, au pharmacien, au public même, un moyen de se rendre compte exactement de la pureté d'une eau, d'une façon simple et rapide. Depuis plusieurs années, nous avons travaillé cette question et nous pensons aujourd'hui avoir résolu le problème.

Pour reconnaître actuellement la pureté d'une eau, on la soumet à l'analyse chimique ou à l'analyse bactériologique. Cette dernière permet de calculer le nombre des agents microbiens, d'en déterminer la nature, de déceler, en un mot, la présence des microbes pathogènes. Elle a certainement une très grande importance, mais comme le dit M. Chantemesse : « Dans le diagnostic des qualités d'une eau potable, l'analyse bactériologique joue un rôle important mais non un rôle exclusif (1) ».

(1) Ch. Bouchard, *Traité de pathologie générale.*

« L'analyse bactériologique n'a d'ailleurs pas toujours donné des résultats probants et M. Armand Gauthier a montré, par une série de recherches exécutées dans diverses contrées où avaient sévi des épidémies de fièvre typhoïde et de dysenterie, qu'une analyse chimique, même sommaire, aurait parfaitement suffi à déceler le caractère suspect ou dangereux de certaines eaux (1) ».

Il est certain, en effet, que la composition chimique de l'eau a une grande influence sur l'existence, la nature, la virulence des microbes, car la présence de certaines substances chimiques, la proportion exagérée de quelques autres, impliquent sûrement une contamination microbienne.

S'il est absolument impossible de simplifier l'analyse bactériologique au point de la rendre extemporanée, on peut arriver, au contraire, à ce résultat pour l'analyse chimique. Dans l'exposé qui va suivre, nous verrons avec quelle facilité et quelle rapidité, sans avoir aucunement l'habitude des manipulations chimiques, on peut déterminer la présence des diverses substances contenues dans l'eau. Nous donnerons pour chaque substance l'interprétation du résultat obtenu. Dès lors, en groupant les diverses données de l'analyse, on arrivera à se prononcer sur la qualité d'une eau, à dire si elle est potable ou non, en un mot si on peut en boire sans danger, ou si elle doit être rejetée. Une heure et souvent moins suffira pour résoudre cet important problème.

(1) Dr MARAIS, *Année médicale de Caen,* 15 mars 1902.

Matériel et Réactifs nécessaires
pour l'analyse rapide de l'eau

Tout le matériel nécessaire pour notre analyse rapide se résume en ce qui suit :

1° Trois verres à réaction d'une contenance de 120 c. c.
2° Trois ballons (ou matras) de même contenance.
3° Un tube de verre coudé deux fois à angle droit avec bouchon de caoutchouc s'adaptant au ballon.
4° Trois tubes à essai gradués à 10 c. c.
5° Une éprouvette graduée de 100 c. c.
6° Deux flacons à large ouverture de 250 c. c.
7° Un flacon à hydrotimétrie.
8° Une lampe à alcool avec support.
9° Agitateurs (1), pipette graduée de 2 c. c. et pince en bois.

Les réactifs sont des comprimés faits d'après nos formules; ils sont dosés d'une façon rigoureusement exacte et remplacent les solutions titrées, permettant ainsi d'opérer sans avoir de connaissances spéciales en chimie.

(1) Nota. Les agitateurs que nous employons ont un diamètre de 7 à 8 millimètres, nous en aplatissons une des extrémités en forme de pilon, ce qui permet d'écraser facilement les comprimés.

Ce sont les suivants :

1° Comprimés acides.
2" — alcalins.
3° — d'iodure.
4° — de zinc.
5° — de chrome.
6° — de nitrate d'argent.
7° — de savon.
8° — de permanganate.
9° — de ferrocyanure.

Les réactifs comprennent en outre :

Un flacon de réactif de Nessler.
Un flacon de solution alcaline concentrée de permanganate.

Matériel et réactifs peuvent être renfermés dans une boite très facilement transportable de 35 cent. de long sur 20 cent. de large et 15 cent. de haut.

Description des opérations
et interprétation des résultats

1° Recherche et dosage des nitrites ou azotites

Parmi les sels dont il faut surtout redouter la présence dans une eau de boisson se trouvent en première ligne les azotites. « Une eau potable ne doit pas renfermer d'acide azoteux indice de la présence de matières organiques en voie de transformation provoquée par les microbes (1) ». Le tableau de potabilité du comité consultatif d'hygiène de France, le formulaire des hôpitaux militaires, le laboratoire municipal de Paris, etc.. sont d'accord sur ce point. La découverte d'azotites dans une eau suffit donc à la condamner.

Pour rechercher les nitrites ou azotites, mettre dans un verre 100 c. c. de l'eau à analyser. Ajouter un comprimé d'iodure et le faire dissoudre. Lorsqu'il est bien dissout, ajouter un comprimé acide, l'écraser et le faire dissoudre également. Une fois les deux comprimés dissous, deux cas peuvent se présenter :

1° Le liquide reste incolore même après cinq minutes d'attente : l'eau ne contient pas de nitrites ;

(1) A. Chevalier et En. Baudrimont. *Dictionnaire des altérations et falsifications,* p. 519.

2⁰ Il se développe une coloration bleue, plus ou moins rapidement, pendant cette même durée de cinq minutes : l'eau contient des nitrites. La rapidité d'apparition de la teinte bleue et son intensité indiquent la proportion des nitrites contenus dans l'eau.

Si la teinte bleue apparaît immédiatement au moment où on écrase le comprimé acide et arrive au bleu foncé au bout de deux minutes, c'est que l'eau contient deux milligrammes de nitrites par litre.

Si cette teinte bleue apparaît presque immédiatement et se fonce de plus en plus pour arriver, au bout de cinq minutes, au bleu foncé, c'est que l'eau contient un milligramme de nitrites par litre.

Des colorations moins rapides et moins intenses indiquent une proportiou moindre de nitrites. La coloration doit toutefois se produire en cinq minutes, car la présence de très légères traces de nitrites suffit à la faire naître en cette durée.

N'attacher aucune importance à la teinte bleue qui se manifestera beaucoup plus tard, une demie-heure ou une heure après, cette coloration tardive se produisant dans la plupart des eaux, même en l'absence de nitrites.

2° *Recherche et dosage des nitrates ou azotates*

Les eaux peuvent contenir des azotates provenant de l'oxydation des matières organiques et principalement des matières organiques d'origine animale (pollution par des engrais, des eaux d'égout, etc.). Leur présence ne suffit pas pour faire rejeter une eau ; mais un excès de ces sels rend l'eau mauvaise. Le comité consultatif d'hygiène de France, au sujet de la quantité d'azotates contenus dans l'eau, donne les limites suivantes :

Eau très pure : néant.
Eau potable   : o à 15 milligrammes.
Eau suspecte : 15 à 3o milligrammes.
Eau mauvaise : plus de 3o milligrammes.

La manipulation précédente faite pour déceler les nitrites sert aussi à la recherche et au dosage des nitrates. Ayant opéré comme il est dit pour les nitrites, si aucune coloration ne s'est produite au bout de cinq .minutes, ajouter un comprimé de zinc et l'écraser avec un agitateur. Ici encore deux cas peuvent se produire :

1° L'eau reste incolore même après cinq minutes d'attente : elle ne contient pas de nitrates.

2° L'eau se colore en bleu : elle contient des nitrates.

Ici encore la coloration sera d'autant plus rapide et plus intense que l'eau est plus chargée en nitrates.

La teinte bleue apparaît-elle immédiatement pour devenir foncée au bout d'une minute, c'est qu'il y a environ 1oo milligrammes de nitrates par litre.

La teinte bleue se produit-elle au bout d'une minute ou deux pour devenir foncée au bout de cinq minutes, c'est qu'il y a environ 5o milligrammes de nitrates par litre.

Enfin la teinte bleue apparaît-elle au bout de quatre ou cinq minutes, c'est que l'eau contient environ 15 milligrammes de nitrates par litre : elle est à sa limite de potabilité.

L'addition du zinc communique à l'eau une légère teinte gris bleuâtre qu'il ne faut pas confondre avec la coloration franchement bleue des nitrates. Il est évident, d'après ce que nous venons de dire, que, s'il existe des nitrites, il devient impossible de rechercher les nitrates, l'eau étant déjà bleue. Mais, dans ce cas, la présence des nitrites indiquant une contamination beaucoup plus grave que celle décelée par la présence des nitrates, cette dernière constatation devient inutile.

3° Recherche et dosage de l'ammoniaque libre et de l'ammoniaque albuminoïde

On rencontre dans l'eau de l'ammoniaque à l'état libre et de l'ammoniaque à l'état de combinaison ou ammoniaque albuminoïde. L'ammoniaque libre est assez fréquent dans l'eau, mais il ne doit pas excéder un milligramme par litre d'après le laborataire municipal de Paris. Les eaux très chargées en matières organiques végétales peuvent, il est vrai, renfermer une assez grande proportion d'ammoniaque libre sans être trop dangereuses; mais, d'une façon générale, une grande quantité d'ammoniaque en présence d'un excès de chlorures indique une pollution très probable.

S'il existe une certaine élasticité dans la tolérance de la quantité d'ammoniaque libre contenu dans l'eau, il n'en est pas de même pour l'ammoniaque albuminoïde dont la présence est beaucoup plus dangereuse. D'après le Comité consultatif d'hygiène de France, une eau très pure n'en contient pas ou en contient un chiffre inférieur à o milligr. o5 par litre; une eau pure de o milligr. o5 à o milligr. 10; une eau suspecte de o milligr. 10 à o milligr. 15.

Il est facile de se rendre compte, mais d'une façon très approximative, de la quantité d'ammoniaque libre contenue dans une eau, en versant à l'aide d'une pipette graduée 2 c. c. de réactif de Nessler dans 5o c. c. de cette eau. La présence d'une quantité un peu notable d'ammoniaque libre se manifeste alors par une coloration jaune plus ou moins foncée.

Mais cette méthode peut facilement induire en erreur et le seul procédé vraiment exact de dosage de l'ammoniaque est en réalité la distillation. Simplifier cette distillation, la rendre rapide et facile est donc le but que nous avons cherché à atteindre. Voici notre mode opératoire :

Mettre dans un ballon 5o c. c. de l'eau à analyser et y ajouter un comprimé alcalin. Fermer le ballon avec un bouchon de caoutchouc portant un tube de verre coudé deux fois à angle droit.

Prendre alors un flacon à large ouverture de 25o c. c. environ rempli d'eau froide et quelques tubes à essai ordinaires gradués à 10 c. c.

Placer l'un de ces tubes à essai dans le flacon plein d'eau et y introduire jusqu'au fond l'extrémité du tube de verre coudé deux fois. Le ballon étant placé sur une lampe à alcool munie d'un support spécial nous avons un appareil permettant de distiller rapidement 10 c. c. de liquide (Voir figure). Cette quantité de liquide recueilli étant très petite, sa température à la fin de l'opération ne dépasse jamais 45 à 5o° et par suite l'ammoniaque qu'elle peut contenir reste en solution.

L'appareil étant ainsi disposé, distiller 10 c. c. de liquide (tube n° 1). Retirer alors du tube à essai, le tube d'arrivée de vapeur; déboucher le ballon et maintenir l'eau à l'ébullition pendant cinq minutes pour en chasser les dernières traces d'ammoniaque libre qu'elle pourrait contenir. Le ballon ne renferme plus ensuite que 25 à 30 c. c. d'eau.

Laisser refroidir (cinq à dix minutes), ajouter un 1/2 cent. cube de la solution alcaline de permanganate, puis remonter l'appareil et recommencer la distillation.

Recueillir successivement 10 c. c. de liquide dans deux autres tubes à essai placés chacun dans un flacon d'eau froide (tube n° 2 et n° 3).

Le tube n° 1 renferme tout l'ammoniaque libre moins 1/4.

Les tubes n° 2 et n° 3 renferment l'ammoniaque albuminoïde.

Pour le dosage, verser le contenu des tubes dans trois capsules de porcelaine et additionner chaque capsule de 1/2 c. c. de réactif de Nessler. Dans le cas de présence de l'ammoniaque, il se produit dans ces conditions, au contact du réactif, une coloration jaune plus ou moins foncée.

En comparant cette coloration avec une gamme de couleurs (1) préparée par nous, on a immédiatement et sans calcul la quantité d'ammoniaque libre (tube 1) et la quantité d'ammoniaque albuminoïde (tubes 2 et 3) contenue dans un litre de l'eau analysée. (Pour l'appréciation de la quantité d'ammoniaque libre, ne pas oublier d'augmenter de 1/4 le résultat trouvé).

Cette opération, très longue à décrire, ne demande pas plus d'une demi heure à exécuter.

(1) Cette gamme de couleurs est formée de cinq séries de soies colorées, séries dont les teintes se rapportent exactement aux teintes obtenues *dans une petite capsule de porcelaine* avec 1/2 c. c. de réactif de Nessler et 10 c. c. de solution titrée ammoniacale.

4° *Recherche et dosage des chlorures*

La quantité de chlorures contenus dans l'eau est très variable suivant sa provenance. Le Comité consultatif d'hygiène de France classe, à ce sujet, les eaux de la façon suivante :

Eau très pure : 15 milligr. au plus (en Cl.).
Eau potable : 40 milligr. au plus.
Eau suspecte : 50 à 100 milligr.
Eau mauvaise : au-dessus de 100 milligr.

Au point de vue de la potabilité, la quantité des chlorures contenus dans l'eau n'a pas une grande importance si on la considère isolément. Au contraire, elle peut donner des indications précieuses en la mettant en regard des autres substances contenues dans l'eau. Dans les eaux souillées par des matières animales, il existe un excès de chlorures avec de l'ammoniaque ou des nitrates. Avec une quantité exagérée d'ammoniaque libre ou albuminoïde, un excès de chlorure indiquera donc une pollution d'origine animale, très dangereuse par conséquent ; l'absence presque complète de chlorures dans le même cas sera au contraire l'indice d'une eau souillée par des matières organiques végétales. La constatation de l'augmentation de la quantité des chlorures contenus dans une eau indiquera aussi une contamination. Pour ces différentes raisons, un dosage précis de la quantité des chlorures était utile. Le dosage précis, nous l'obtenons de la façon suivante :

Prendre 100 centimètres cubes d'eau et y faire dissoudre un comprimé de chromate. Ajouter un à un des comprimés d'azotate d'argent (1), Ecraser et faire dissoudre bien complètement le précédent avant d'ajouter le suivant et en ajouter ainsi jusqu'à ce que l'eau passe du jaune au rouge. Dès que la teinte rouge du précipité de chromate d'argent apparaît, la réaction est terminée. Compter alors le nombre de comprimés d'azotate d'argent employés (soit 3); il y a par litre autant de fois 10 milligrammes de chlore qu'on a employé de comprimés pour obtenir la teinte rouge du précipité de chromate d'argent (soit 30 milligrammes dans le cas présent). Il faut avoir soin de s'arrêter dès que la teinte rouge apparaît. Si le dernier comprimé fondu donne une teinte franchement rouge, diminuer de 5 milligrammes (2).

5° *Recherche et dosage des matières organiques*

L'importance de la quantité de matières organiques contenues dans l'eau est grandement influencée par la nature même de ces matières. Ce serait, en effet, d'après de Chaumont, une grande erreur de juger de la salubrité

---

(1) Il est bon, avant de commencer l'opération, de compter cinq ou dix comprimés et de les placer à côté du verre; on sera certain ainsi de ne pas oublier le nombre de comprimés employés lorsqu'on aura fini la réaction.

(2) Dans le cas où on voudrait évaluer la quantité de chlorures contenus dans les eaux en NaCl au lieu de Cl, comme nous le faisons ici, on y arriverait approximativement en divisant le résultat trouvé par 0,6.

d'une eau, exclusivement par le chiffre brut des matières organiques. Les matières d'origine animale sont très dangereuses même en proportions minimes ; au contraire, les matières végétales peuvent atteindre un chiffre relativement élevé sans que l'eau soit nuisible pour la santé. L'azote des matières animales y est à l'état d'ammoniaque libre ou albuminoïde et il y coïncide avec la présence des nitrates, des nitrites et d'un excès de chlorures. Les eaux souillées par des végétaux se distinguent, au contraire, d'après Wanklyn, par la présence d'une grande quantité d'ammoniaque libre et l'absence presque complète des chlorures.

Des considérations ci-dessus, il résulte que l'importance attribuée autrefois au dosage rigoureusement exact de ces matières a beaucoup diminué. En général, l'eau pure peut en contenir jusqu'à 1 milligr. par litre, évalué en oxygène l'eau potable doit en contenir moins de 2 milligrammes.

Pour faire le dosage des matières organiques, mettre dans un ballon 100 centimètres cubes d'eau et y ajouter un comprimé acide. Porter cette eau à l'ébullition sur la lampe à alcool et lorsqu'elle bout ajouter un comprimé de permanganate de potasse. Laisser l'eau bouillir ainsi pendant quinze minutes en ajoutant un comprimé dès que l'eau est décolorée. En général, un seul comprimé suffit pour maintenir la coloration rose pendant quinze minutes ; si, cependant, la décoloration se produit, c'est que l'eau contient entre 1 milligramme 5 et 2 milligrammes de matières organiques par litre. Si on a ajouté un second comprimé et que l'eau se décolore encore, c'est qu'elle contient entre 3 et 4 milligrammes de matières organiques et ainsi de suite en comptant 1 milligramme 5 à 2 milligrammes par comprimé employé. Lorsqu'on n'a employé qu'un comprimé, l'intensité de la coloration restant après quinze minutes permet d'apprécier la quantité de matières organiques.

Avec les eaux très pures, il n'y a qu'une très légère diminution dans l'intensité de la teinte.

Avec les eaux très chargées en matières organiques, il se produit après l'addition de deux ou trois comprimés, une teinte jaune qui masque la réaction. Ce fait n'a d'ailleurs qu'une importance secondaire ne faisant que confirmer l'excès de matières organiques.

6° *Recherche du degré hydrotimétrique*

L'hydrotimétrie est fondée sur ce fait découvert par Boutron et E. Boudet que, alors qu'une petite quantité de savon donne dans l'eau distillée une mousse persistante, cette quantité doit être beaucoup plus considérable pour produire dans une eau chargée de sels calcaires ou magnésiens un résultat identique.

On peut donc d'après la quantité de savon employée pour produire une mousse persistante dans une eau, reconnaître la plus ou moins grande dureté de cette eau, c'est à dire approximativement le nombre de centigrammes de sels terreux qu'elle contient par litre. Au lieu d'exprimer la dureté par le nombre de centigrammes de sels terreux, on l'exprime en degrés hydrotimétriques ; un degré hydrotimétrique correspondant à un centigramme de sels terreux. Par exemple un litre d'eau titrant 10° hydrotimétriques renferme par litre environ 10 centigrammes de sels calcaires et magnésiens.

Suivant leur degré hydrotimétrique, les eaux sont classées de la façon suivante par le Comité consultatif d'hygiène de France :

Eau très pure : degré hydrotimétrique,		5° à 15°.
Eau potable : — —		15° à 30°.
Eau suspecte : — —		au-dessus de 30°.
Eau mauvaise : — —		au-dessus de 100°.

Pour prendre le degré hydrotimétrique de l'eau, mesurer 40 centimètres cubes de cette eau, les mettre dans un flacon hydrotimétrique et ajouter un comprimé de savon, écraser le comprimé avec un agitateur et secouer fortement. Continuer ainsi en ajoutant des comprimés jusqu'à ce qu'il se produise par agitation une mousse persistante pendant cinq minutes. Chacun des comprimés correspond à 4 degrés hydrotimétriques. Faire donc la somme des comprimés employés et la multiplier par 4. Retrancher du total un degré hydrotimétrique représentant la quantité de savon nécessaire pour produire de la mousse dans 40 centimètres cubes d'eau distillée.

Souvent, dans les eaux très pures, un seul comprimé suffit ou même n'a pas besoin d'être dissout complètement pour que la mousse se produise d'une façon persistante. Il peut arriver également, lorsqu'on a mis plusieurs comprimés, que le dernier ne soit pas complètement dissout, au moment de la production de la mousse persistante. Dans ces deux cas il faut tenir compte de ce qui reste du comprimé. Si on estime par exemple qu'il en reste la moitié, ce comprimé ne comptera que pour deux degrés hydrotimétriques au lieu de quatre. S'il en reste un quart ou les trois quarts, ce comprimé comptera pour trois degrés ou pour un degré hydrotimétrique. Il est facile ainsi d'arriver à déterminer à un degré près la dureté de l'eau.

Nos comprimés peuvent remplacer la liqueur alcoolique de savon pour faire l'hydrotimétrie complète suivant la méthode de Boutron et F. Boudet (1).

7° *Recherche du fer, cuivre, plomb, zinc*

On s'apercevra qu'une eau contient du plomb, s'il se forme un précipité lorsqu'on y ajoute un comprimé de chromate pour le dosage des chlorures. Pour les autres métaux, prendre 100 centimètres cubes d'eau et y faire dissoudre un comprimé acide. Lorsqu'il est dissous ajouter un comprimé de ferrocyanure et attendre :

1° S'il se produit en quatre ou cinq minutes une coloration bleue; il y a du fer.

2° S'il se produit une coloration rouge ; il y a du cuivre.

3° S'il se produit un précipité même très léger; il y a du zinc.

Colorations et précipités sont d'autant plus intenses que la quantité de métal est plus considérable.

---

(1) Avec nos comprimés comme avec la liqueur alcoolique de savon, les indications fournies ne sont plus d'une exactitude rigoureuse au-dessus de 22°. Lorsque cette limite est dépassée, diluer l'eau en proportions convenables en l'additionnant d'eau distillée.

Marche à suivre pour analyser une eau.
Résultats de l'analyse.
Exactitude du procédé.

Prélèvement de l'eau

La quantité d'eau nécessaire pour faire une analyse d'après notre procédé est de un litre environ.

Nous ne croyons pas inutile de rappeler ici comment doivent être prélevés les échantillons d'eau destinés à l'analyse chimique.

Les laboratoires de chimie recommandent d'ordinaire de laver les vases devant renfermer les échantillons d'eau avec de l'acide sulfurique au dixième, puis avec une solution au millième de permanganate de potasse et enfin de les laver à l'eau jusqu'à cessation de réaction acide. C'est là une excellente précaution, mais qu'il n'est pas toujours possible de prendre surtout à la campagne. Le mieux dans ce dernier cas est de faire choix d'une bouteille ayant contenu de préférence un liquide alcoolique (rhum, cognac, eau-de-vie, etc.), de la laver à cinq ou six reprises et de la rincer à nouveau au moment du prélèvement de l'échantillon avec l'eau à analyser.

Le mode de prélèvement n'est pas lui-même indifférent : il doit se faire autant que possible à une certaine distance de la surface, c'est-à-dire au milieu de la masse liquide, dans le cas de source, puits, rivière. S'il s'agit d'une pompe ou d'un robinet, on devra laisser couler l'eau cinq à dix minutes avant de la recueillir. La bouteille ainsi remplie jusqu'aux deux tiers du goulot, si l'analyse ne doit pas être faite immédiatement, la boucher avec un bouchon de liège neuf, rincé lui aussi avec cette même eau. Noter les caractères physiques de l'eau : limpidité, odeur, couleur, saveur, etc.

Avant de quitter le lieu de prélèvement de l'échantillon, il sera bon de recueillir le plus de renseignements possibles sur la nature des terrains traversés par l'eau, sur la profondeur de la source ou du puits, sur les causes permanentes ou accidentelles qui peuvent en faire varier la composition. Noter également l'état atmosphérique précédent et actuel ; les périodes de sécheresse suivies de grandes pluies amenant par exemple dans certains cas un changement considérable dans la composition des eaux.

Mode opératoire

Nous conseillons la marche suivante dans la série des différentes opérations, une longue expérience nous ayant montré qu'elle était la plus rapide.

Commencer par installer l'appareil à distiller pour la recherche de l'ammoniaque et, tout en le surveillant, mesurer dans trois verres 100 centimètres cubes d'eau. Le premier verre servira à la recherche des nitrites et des nitrates ; le deuxième, à doser les chlorures ; le troisième, à déceler la présence des métaux.

Les dix premiers centimètres cubes de liquide étant

distillés et notre eau s'étant ensuite suffisamment évaporée, la laisser refroidir et mettre sur la lampe à alcool inoccupée pour le moment les 100 centimètres cubes d'eau nécessaires à la recherche des matières organiques. Après leur dosage, remonter l'appareil à distiller et terminer la recherche de l'ammoniaque.

` Une montre est naturellement nécessaire pendant ces diverses manipulations. L'analyse terminée, il faut grouper les différents résultats obtenus pour en tirer une conclusion nette. Nous avons vu précédemment, au cours de chaque manipulation, comment devait être interprétée la présence ou l'excès des substances cherchées ; quelques exemples bien caractéristiques feront encore mieux comprendre, croyons-nous, les conclusions à déduire de chaque analyse.

Premier exemple :

Nature de l'eau : Eau de source.

Observations : Source située à douze kilomètres de Vannes : eau amenée par des conduites à un réservoir et distribuée ensuite en ville.

ANALYSE

Caractères physiques : Eau limpide, incolore, inodore, insipide.

1° *Nitrites :* Néant.
2° *Nitrate :* Néant.
3° *Ammoniaque libre :* Traces.
4° *Ammoniaque albuminoïde :* Traces.
5° *Chlorures :* 30 milligrammes.
6° *Matières organiques :* 0 milligramme 7
7° *Degré hydrotimétrique :* 3°.
8° *Métaux :* Néant.

CONCLUSION

Eau très bonne.

Deuxième exemple :

Nature de l'eau : Eau de puits.

Observations : Puits situé sur une éminence au milieu d'un jardin à trois cents mètres environ du bord de la mer. Aucune cause de contamination apparente.

ANALYSE

Caractères physiques : Eau légèrement blanchâtre, inodore, avec dépôt très léger.

1° *Nitrites :* Néant

2° *Nitrates :* Traces.

3° *Ammoniaque libre :* Néant.

4° *Ammoniaque albuminoïde :* Néant.

5° *Chlorures :* 90 milligrammes.

6° *Matières organiques :* 2 milligrammes.

7° *Degré hydrotimétrique :* 9°.

8° *Métaux :* Néant.

CONCLUSIONS

Cette eau présente une quantité de chlorures un peu élevée ; mais étant bonne par ailleurs, c'est là un caractère un peu secondaire (1).

Sans pouvoir être considérée comme très bonne, cette eau est *potable* et utilisable pour les usages domestiques.

Au cas où on voudrait l'employer comme boisson, il faudrait la filtrer pour en séparer les matières terreuses qu'elle entraîne et qui lui donnent sa coloration légèrement blanchâtre.

(1) Voir à l'article des chlorures. — Au bord de la mer l'eau potable peut être très chargée en chlorures.

Troisième exemple :

Nature de l'eau : Eau de puits servant à l'alimentation des habitants d'une ferme située route d'Arradon (Morbihan).

Observations : Puits situé dans une cour à cinq mètres environ de l'habitation ; fumier et étables à proximité.

ANALYSE

Caractères physiques : Eau limpide, incolore, inodore.

1° *Nitrites :* Néant.

2° *Nitrates :* Traces.

3° *Ammoniaque libre :* 5 milligrammes par litre.

4° *Ammoniaque albuminoïde :* 1 milligramme 5 par litre.

5° *Chlorures :* 215 milligrammes.

6° *Matières organiques :* 1 milligramme.

7° *Degré hydrotimétrique :* 19°.

8° *Métaux :* Néant.

CONCLUSIONS

L'eau examinée renferme une quantité exagérée de chlorures et d'ammoniaque libre ; une quantité beaucoup trop considérable d'ammoniaque albuminoïde, bien au-dessus de la proportion tolérable. L'exagération parallèle des chlorures et de l'ammoniaque semble indiquer une contamination par l'urine ou le purin.

En résumé : Eau mauvaise pour l'alimentation.

Quatrième exemple :

Nature de l'eau : Eau de puits (rue de la Loi, Vannes).

Observations : Puits situé dans un jardin. Ecurie et fosse à fumiers, non cimentées, à 30 mètres environ.

ANALYSE

Caractères physiques : Eau très légèrement trouble, inodore, teinte très faiblement bleutée.

1° *Nitrites :* Grande quantité; environ 1 milligramme.

2° *Nitrates :* (L'eau contenant des nitrites, cette recherche, devenue inutile du reste, n'a pu être opérée).

3° *Ammoniaque libre :* 30 milligrammes.

4° *Ammoniaque albuminoïde :* 1 milligramme.

5° *Chlorures :* 110 milligrammes.

6° *Matières organiques :* 1 milligramme 5.

7° *Degré hydrotimétrique :* 23°.

8° *Métaux :* Néant.

CONCLUSIONS

L'eau examinée renferme des nitrites dont la présence suffit pour la faire rejeter de l'alimentation; elle renferme en outre une très forte proportion d'ammoniaque libre, d'ammoniaque albuminoïde et de chlorures.

En résumé : Eau très mauvaise, impropre à l'alimentation (1).

(1) L'eau ci-dessus sert d'ordinaire à l'arrosage; l'analyse nous en avait été demandée afin de savoir, si en cas de manque d'eau de la ville, elle pourrait servir aux usages domestiques.

SUBSTANCES contenues dans l'eau	EAU TRÈS PURE	EAU POTABLE	EAU SUSPECTE	EAU MAUVAISE	OBSERVATIONS
Azotites.	Néant.	Néant.	Néant.	Traces.	La présence d'azotites suffit à faire rejeter une eau.
Azotates.	Néant.	0 à 15 milligr.	15 à 30 milligr.	Au-dessus de 30 milligr.	
Ammoniaque libre.	—	Moins de 1 milligr.?	—	—	L'importance de la quantité d'ammoniaque libre existant dans l'eau est subordonnée à la présence d'autres subs-tances (voir pages 18 et 20).
Ammoniaque albuminoïde.	Moins de 0 milligr. 05.	de 0 milligr. 05 à 0 milligr. 10.	de 0 milligr. 10 à 0 milligr. 15.	Au-dessus de 0 milligr. 15	
Chlorure (en chlore).	Moins de 15 milligr.	Moins de 40 milligr.	50 à 100 milligr.	Plus de 100 milligr	
Matières organi-ques évaluées en oxygène.	Moins de 1 milligr.	Moins de 2 milligr.	de 3 à 4 milligr.	Plus de 4 milligr	
Degré hydrotimétrique.	5° à 15°	15° à 30°	au-dessus de 30°	Au-dessus de 100°	

Les données ci-dessus ont été empruntées au tableau des limites de potabilité du Comité consultatif d'hygiène de France et au Formulaire des Hôpitaux militaires.

Exactitude de la Méthode.
Avantage et utilité de l'Analyse rapide de l'eau.

A ceux qui liront ces lignes et qui frappés par la rapidité de notre méthode, concevraient quelques doutes sur son exactitude, nous répondrons que nous nous sommes fait à nous-mêmes cette objection et que nous avons été constamment guidés dans toutes nos recherches par cet esprit de doute.

Ce n'est qu'après avoir expérimenté pendant très longtemps notre méthode, après avoir fait plusieurs centaines d'analyses comparatives avec les réactifs et procédés habituels que nous sommes arrivés à une conviction raisonnée et que nous avons décidé la publication de ce travail.

Les réactions employées par nous ne sont d'ailleurs pas nouvelles, ainsi que nous le disions au commencement de cet ouvrage, ce qui est nouveau c'est leur mode de formation. Quant à nos dosages, ils sont basés sur des intensités de coloration; mais c'est là un procédé appliqué couramment dans les méthodes usuelles des différentes analyses et dont personne ne songe à contester l'exactitude. Ainsi, pour ne citer que quelques exemples, le dosage de l'ammoniaque par le procédé de Wanklyn et Chapman, se fait au moyen d'un essai colorimétrique; il en est de même du procédé Grandval et Lajoux pour le dosage des azotates, procédé basé sur la transformation du phénol en acide picrique par l'acide azotique et sur l'intensité de coloration que possède le picrate d'ammoniaque, intensité qu'on apprécie avec le colorimètre Duboscq.

Notre analyse rapide de l'eau, comme nous l'avons déjà vu, nécessite un matériel extrêmement restreint dont nous avons donné l'énumération ; matériel facilement transportable et composé d'objets que l'on trouve partout, que tout pharmacien possède : verres à expérience, matras, éprouvettes, tubes à essai. Les réactifs sont tout préparés et se conservent indéfiniment.

Le prix de ces comprimés étant minime, chaque analyse revient à une somme insignifiante, de là la facilité de renouveler plusieurs fois par an l'analyse d'une même eau, seul moyen de se rendre exactement compte de sa valeur potable. En effet, un changement dans la composition chimique de l'eau est un indice sérieux de contamination. Un puits dont l'eau a augmenté sa contenance en chlorures et en ammoniaque aura très probablement été contaminé par des infiltrations d'urine ou de purin provenant de fosses d'aisance ou de fumiers. Une eau dans laquelle apparaissent des nitrates aura sans doute été contaminée par des égouts. Un violent orage, de grandes pluies peuvent faire varier le niveau de la nappe d'eau souterraine et occasionner des contaminations accidentelles. N'est-il pas intéressant de savoir, après une perturbation atmosphérique de ce genre, si un puits, une source ou une conduite d'eau sont à l'abri de ce danger. Les épidémies locales qui surviennent quelquefois à la campagne n'ont souvent pas d'autre cause.

Les différentes opérations décrites ci-dessus n'exigent pas de connaissances spéciales en chimie, et en suivant exactement notre mode opératoire, toute personne peut aire facilement une analyse et arriver à reconnaître la pureté ou la corruption d'une eau. A ces différents points de vue : fréquence des analyses, facilité d'exécution pour tout le monde, notre méthode est appelée, croyons-nous, à rendre des services.

Il existe il est vrai, dans ce procédé, deux recherches plus difficiles et demandant plus de temps que les autres, deux recherches qu'on aura, sans doute, quelque difficulté à opérer extemporanément sur place dans un moment pressé : ce sont les dosages de l'ammoniaque et des matières organiques. Ces deux recherches ne sont pas absolument indispensables pour s'éclairer sur la valeur d'une eau. Nous avons vu en effet que les nitrites indiquaient sûrement une contamination et que les nitrates en excès étaient très dangereux. Nous avons là deux recherches qui peuvent se faire à froid, en quelques minutes, avec un verre, un agitateur et quelques comprimés ; recherches praticables n'importe où.

On peut tirer de là des indications extrêmement précieuses déjà, pour savoir, en cas de nécessité, l'eau qu'il faut absolument rejeter, ou pour choisir entre plusieurs sources celle qu'il faut prendre de préférence. Ce cas se présente fréquemment pour le médecin militaire, lequel est souvent obligé, ainsi que le prescrivent les règlements, de se prononcer sur la potabilité des eaux que doivent consommer les troupes en marche ou en manœuvres.

Le médecin civil de son côté est souvent appelé de nos jours à jouer le rôle d'hygiéniste et à donner son avis sur la qualité des eaux absorbées par ses clients. Il ne peut en faire l'analyse lui-même généralement, n'ayant ni le temps, ni les appareils, ni les connaissances voulus pour cela, et surtout il n'ose conseiller cette analyse, le prix de revient en étant toujours très onéreux. Avec les comprimés, ces difficultés disparaissent.

Le pharmacien est appelé plus souvent encore que le médecin à faire des analyses d'eau. Bien qu'habitué à la chimie, il ne dispose pas toujours du temps nécessaire pour accomplir l'analyse de l'eau, fort longue par les procédés usuels. De plus ayant à faire une analyse de temps en temps seulement, il ne peut conserver longtemps les divers réactifs nécessaires. Ces réactifs s'altèrent, se décomposent et il lui faut pour chaque analyse refaire des solutions titrées; opération toujours délicate et quelquefois onéreuse. Les comprimés au contraire se conservent indéfiniment. Le pharmacien n'hésitera donc plus à entreprendre lui-même ces analyses et cherchera à en faire comprendre l'utilité dans son entourage.

Cette utilité est d'ailleurs incontestable et devient de plus en plus évidente, surtout à l'heure actuelle où l'emploi de l'eau comme boisson habituelle se répand de plus en plus dans toutes les classes de la société, soit par goût, soit plus souvent par nécessité médicale. Cet emploi de l'eau présente de nombreux avantages, mais peut offrir parfois de graves inconvénients. On sait en effet que nombre de maladies et des plus dangereuses reconnaissent une origine hydrique : sans parler du choléra, de la fièvre typhoïde, de la dysenterie, nombre d'embarras gastriques ou intestinaux n'ont pas d'autre cause. Il y a donc danger réel et sérieux à employer une eau à l'état cru, comme boisson, lorsqu'on n'est pas certain de sa pureté. Avec notre procédé, il est facile d'éviter ce danger et d'être renseigné dans toutes les circonstances où une pollution peut être à craindre.

Ces circonstances sont nombreuses. C'est par exemple une famille s'en allant en villégiature à la campagne, faisant usage de l'eau d'un puits resté inutilisé pendant toute la saison d'hiver et dont le contenu est corrompu par des matières organiques végétales ou animales. Aux bains de mer, on est exposé à faire usage d'eaux impures auxquelles sont habitués les habitants ; mais qui, chez de nouveaux venus, peuvent provoquer des troubles sérieux. La sécheresse a tari un puits : il faut le recreuser, traverser de nouvelles couches de terrain, rencontrer de nouvelles sources peut-être ne présentant pas les mêmes qualités. Par la recherche des nitrites et des nitrates, le touriste, le voyageur, peuvent se renseigner en quelques minutes aussi bien dans la salle à manger d'un hôtel que près du puits d'une auberge de village. Veut-on savoir encore si on boit bien toujours la même eau, s'il n'y a pas substitution, pour un motif quelconque, d'une eau à une autre, comme cela se produit quelquefois dans les grandes villes, à Paris par exemple : le dosage des chlorures ou le degré hydrotimétrique peuvent l'indiquer avec certitude.

Dans les pays éloignés où on ne peut avoir aucun renseignement sur les eaux de boisson, aux colonies, par exemple, il nous semble qu'un procédé d'analyse aussi simple et aussi rapide, pourrait être appelé à rendre également de grands services.

Dans un autre ordre d'idées, la composition chimique de l'eau, son degré hydrotimétrique, sa teneur en chlorures, les traces de métaux qu'elle renferme ont, pour l'industrie, une importance considérable (lavages, chaudières, métallurgie, etc.). L'ingénieur trouvera dans ce procédé un moyen facile de vérification de l'eau qu'il emploie.

Enfin au point de vue scientifique même, il nous semble que notre procédé d'analyse peut avoir son utilité. Sa rapidité et sa simplicité pourraient permettre de faire toujours, en même temps que l'analyse bactériologique, l'analyse chimique de l'eau. De la comparaison de ces deux analyses, répétées un très grand nombre de fois, résulterait peut-être la découverte de rapports intéressants entre la composition chimique de l'eau et la présence de certains microorganismes.

Limoges, imp. Vᵉ H. Ducourtieux, rue des Arènes, 7.

9 782329 128511